Catarata Extracción Cirugía

Todo lo que necesitas saber

Dra. Sheila Harrison

Disclaimer

Este contenido sirve para proporcionar información general sobre la enfermedad y tiene como objetivo capacitarlo para buscar asistencia médica inmediata si es necesario para prevenir complicaciones. Es fundamental recalcar que esta información no sustituye la consulta a un médico calificado. El campo de la ciencia médica evoluciona continuamente y, debido a la naturaleza dinámica del conocimiento médico, recomendamos buscar asesoramiento de expertos si encuentra alguna inconsistencia o tiene la intención de tomar medidas basadas en la información de este contenido. Nunca ignore la orientación médica profesional ni retrase el tratamiento basándose en algo que haya leído en línea, incluido este material, o de cualquier otra fuente en línea. Recuerda siempre que Internet no puede curarte; más bien, la curación se produce a través de la guía de profesionales médicos y la providencia de Dios.

Tabla de contenido

Introducción

La cirugía de extracción de cataratas es un procedimiento médico diseñado para abordar la nubosidad u opacidad del cristalino natural del ojo, lo que se conoce como catarata. El objetivo principal de esta cirugía es extirpar la catarata y reemplazarla con una lente artificial, conocida como lente intraocular (LIO), para restaurar la visión clara.

Este procedimiento quirúrgico se realiza comúnmente de forma ambulatoria, lo que significa que los pacientes no requieren pasar la noche. Consiste en realizar una pequeña incisión en el ojo para acceder a la catarata. El cirujano utiliza un dispositivo especializado para fragmentar el cristalino turbio en fragmentos más pequeños, que luego se extraen del ojo mediante succión. Después de la extracción de la catarata, la LIO se inserta cuidadosamente en el ojo a través de la misma pequeña incisión.

La cirugía de cataratas es un procedimiento médico ampliamente practicado y relativamente seguro, que a menudo se realiza con anestesia local. La cirugía suele ser breve, dura menos de media hora y los pacientes normalmente pueden regresar a casa el mismo día. Después de la cirugía, es posible que los pacientes deban usar gotas para los ojos recetadas y tomar otras precauciones necesarias para prevenir infecciones y garantizar un proceso de curación adecuado y sin problemas.

Sección 1

¿Qué es una catarata?

Una catarata es una afección caracterizada por la opacidad del cristalino natural del ojo, que suele ser claro y transparente. Esta lente se coloca detrás del iris, la parte coloreada del ojo, y desempeña un papel crucial al enfocar la luz en la retina en la parte posterior del ojo. Cuando esta lente se vuelve turbia, puede provocar diversos problemas de visión, como visión borrosa, sensibilidad al deslumbramiento, aparición de halos alrededor de las luces y dificultad para ver en condiciones de poca luz. Si bien las cataratas son una parte natural del proceso de envejecimiento, también pueden desarrollarse debido a factores como lesiones oculares, ciertos medicamentos y afecciones médicas subyacentes como la diabetes.

- Las cataratas representan una dolencia que avanza gradualmente y que sólo puede abordarse o rectificarse mediante procedimientos quirúrgicos. No obstante, algunos ajustes específicos en la forma de vida y las prácticas de cada uno pueden ayudar a desacelerar el avance de las cataratas y posponer la necesidad de la cirugía. Tales pasos abarcan:

- Ponerse gafas de sol como medio para proteger los ojos de la radiación ultravioleta (UV).
- Llevar una dieta saludable y rica en antioxidantes.
- Manejar otras condiciones de salud como la diabetes evitando fumar y el consumo excesivo de alcohol.
- Hacerse exámenes oculares periódicos para controlar la progresión de la catarata.

Si bien estas acciones pueden potencialmente retrasar el avance de las cataratas, no pueden detener ni revertir la afección. Una vez que se han formado las cataratas, estas medidas pierden su eficacia. Una vez que la catarata ha afectado considerablemente la visión y la calidad de vida general del individuo, la cirugía de cataratas se presenta como la opción más eficiente y única para restaurar una visión clara.

Sección 2

¿Existen otras opciones además de la cirugía de cataratas?

Ciertos enfoques no quirúrgicos, como el uso de anteojos recetados o lentes de contacto, pueden ofrecer una mejora de la visión durante las fases iniciales de las cataratas. Sin embargo, a medida que la enfermedad avanza, la cirugía sigue siendo la única solución eficaz. No existen tratamientos alternativos que puedan curar o revertir las cataratas. En los casos en los que la candidatura quirúrgica no sea factible debido a problemas o complicaciones médicas concurrentes, un oftalmólogo podría recomendar tratamientos alternativos como gafas antideslumbrantes o lentes de aumento para aliviar los síntomas. Sin embargo, estas opciones no abordan la causa raíz de las cataratas y solo brindan un alivio temporal. Los pacientes deben entablar una conversación con un oftalmólogo para explorar exhaustivamente sus opciones, lo que les permitirá tomar una decisión informada sobre su tratamiento. Evaluar los riesgos y beneficios potenciales de la cirugía de cataratas es crucial antes de decidir un curso de acción.

Si se retrasa la cirugía de cataratas, la progresión de la catarata puede provocar diversos problemas de visión que afectan negativamente la calidad de vida. Algunos de los riesgos asociados con posponer la cirugía de cataratas incluyen:

Desafíos en las actividades diarias:
A medida que las cataratas avanzan, pueden impedir la capacidad de realizar las tareas cotidianas.

Riesgo elevado de caídas y accidentes:
Las cataratas, con su potencial de visión borrosa o doble, aumentan la probabilidad de caídas y accidentes, especialmente entre las personas mayores.

Deterioro de la calidad de vida:
Las cataratas pueden disminuir sustancialmente la calidad de vida de un individuo, lo que resulta en interacciones sociales reducidas, mayores sentimientos de aislamiento e incluso depresión.

Potencial de catarata secundaria:
En ciertos casos, se puede desarrollar una catarata secundaria después de la cirugía de cataratas si la cápsula que contiene el nuevo cristalino se vuelve turbia. Posponer la cirugía de cataratas puede amplificar el riesgo de tal complicación.

Mayores riesgos quirúrgicos:
Cuando se permite que las cataratas progresen a etapas más avanzadas, los riesgos asociados con la cirugía de cataratas también pueden aumentar.

Si bien puede haber situaciones en las que sea apropiado retrasar la cirugía, la recomendación general es someterse a una cirugía de cataratas tan pronto como la catarata afecte significativamente la visión y la calidad de vida.

Sección 3

¿Cómo funciona la diabetes? ¿complicar la cirugía de extracción de cataratas?

La diabetes puede tener varias implicaciones para la cirugía de cataratas. Los pacientes con diabetes enfrentan un riesgo elevado de desarrollar cataratas y también pueden encontrar una mayor probabilidad de complicaciones durante el proceso de cirugía de cataratas. Algunas de las formas en que la diabetes puede influir en la cirugía de cataratas incluyen:

- **Curación más lenta:** Las personas con diabetes pueden experimentar un retraso en la curación posquirúrgica, lo que puede aumentar la susceptibilidad a problemas como infecciones o inflamación.

- **Mayor riesgo de infección:** La diabetes puede debilitar el sistema inmunológico, haciendo que los pacientes sean más propensos a sufrir infecciones posquirúrgicas.

- **Mayor riesgo de desprendimiento de retina:**La diabetes puede elevar el riesgo de desprendimiento de retina, una complicación grave que puede surgir después de la cirugía de cataratas.
- **Riesgo elevado de glaucoma:** La diabetes también aumenta la probabilidad de desarrollar glaucoma, una afección que puede dañar el nervio óptico y provocar pérdida de la visión.
- **Desafíos del control del azúcar en sangre:** Controlar los niveles de azúcar en sangre puede ser un desafío para los pacientes con diabetes durante y después de la cirugía, lo que afecta el proceso de curación y aumenta el riesgo de complicaciones.

Los pacientes con diabetes que deseen someterse a una cirugía de cataratas deben tener conversaciones exhaustivas tanto con su oftalmólogo como con su médico de atención primaria. El oftalmólogo puede sugerir evaluaciones previas a la cirugía adicionales, como un examen de la vista con dilatación de las pupilas, para evaluar la salud ocular y mitigar posibles complicaciones. Es fundamental que los pacientes con diabetes controlen de cerca sus niveles de azúcar en sangre antes y después del procedimiento, sigan las instrucciones postoperatorias de su médico y asistan a todas las citas de seguimiento programadas para garantizar una curación adecuada y la identificación oportuna de cualquier posible complicación.

Sección 4

Cómo prepararse para la cirugía de extracción de cataratas

Es vital que los pacientes sigan todas las instrucciones previas a la cirugía de su oftalmólogo e informen de inmediato a su cirujano sobre cualquier cambio de salud o modificación de la medicación previo al procedimiento. Cumplir con estas medidas contribuye a una cirugía de cataratas segura y eficaz.

La preparación para la cirugía de cataratas implica una serie de pasos, que incluyen:

Consulta con un oftalmólogo: El paso inicial implica consultar con un oftalmólogo que evalúa la salud general del paciente y la extensión de la catarata para determinar la necesidad de la cirugía y la idoneidad del paciente.

Revisión del historial médico: El oftalmólogo examina el historial médico del paciente, que incluye medicamentos, alergias y condiciones de salud subyacentes que afectan la cirugía.

Pruebas previas a la cirugía: Se pueden solicitar evaluaciones adicionales, como exámenes de la vista con dilatación de las pupilas o análisis de sangre, para garantizar que la salud ocular y el bienestar general del paciente se ajusten a los requisitos quirúrgicos.

Ajustes de medicación: El oftalmólogo puede sugerir modificar o suspender medicamentos específicos, particularmente anticoagulantes o aquellos que afectan los niveles de azúcar en sangre.

Ayuno: Por lo general, los médicos indican a los pacientes que ayunen durante varias horas antes de la cirugía, comenzando a menudo a la medianoche de la noche anterior al procedimiento.

Arreglos de transporte: Los pacientes deben organizar el transporte hacia y desde el centro quirúrgico, ya que no podrán conducir por sí mismos después de la cirugía.

Instrucciones previas a la cirugía: El oftalmólogo brinda pautas integrales para los preparativos de la cirugía, incluido qué anticipar durante el procedimiento, cuidado ocular postoperatorio y horarios de citas de seguimiento.

Pacientes diabéticos

Para los pacientes diabéticos que se preparan para una cirugía de extirpación de cataratas, es esencial tomar precauciones adicionales para obtener un resultado favorable. A continuación se ofrecen consejos para pacientes diabéticos:

Controlar los niveles de azúcar en sangre: Colabore con los proveedores de atención médica para mantener los niveles de azúcar en sangre bien regulados antes de la cirugía, ya que los niveles elevados pueden dificultar la curación y aumentar las complicaciones.

Informar al cirujano: Los pacientes deben comunicar su estado diabético al cirujano y proporcionar una lista detallada de medicamentos, incluida la insulina y otros medicamentos relacionados con la diabetes, para permitir posibles ajustes en la medicación.

Manejo de medicamentos: Consulte con su proveedor de atención médica sobre la interrupción temporal de los anticoagulantes, como la aspirina, antes de la cirugía.

La preparación previa a la cirugía eficaz desempeña un papel fundamental para garantizar el éxito de la cirugía de cataratas y una recuperación sin problemas, lo que es de gran importancia para los pacientes diabéticos".

Sección 5

¿Cómo es el calendario de recuperación tras una cirugía de cataratas?

La recuperación después de una cirugía de cataratas suele abarcar unas pocas semanas de cuidados postoperatorios para facilitar la curación de los ojos. Estos son los pasos generales involucrados en el proceso de recuperación:

Descanso y recuperación: Después de la cirugía de cataratas, los pacientes se someten a un breve seguimiento en un área de recuperación antes de ser dados de alta a casa. Durante los primeros días posteriores a la cirugía, los pacientes deben planificar el descanso y evitar actividades extenuantes.

Gotas para los ojos: Los pacientes reciben prescripción de gotas para los ojos para prevenir infecciones y reducir la inflamación, con instrucciones específicas sobre su uso adecuado.

Por lo general, estas gotas para los ojos se usan durante varias semanas después de la cirugía.

Citas de seguimiento: Los oftalmólogos programan citas de seguimiento para supervisar el proceso de curación y confirmar la ausencia de complicaciones. Estas citas generalmente se programan para uno o dos días inmediatamente después de la cirugía, una semana después de la cirugía y varias semanas después de la cirugía.

Evitar actividades riesgosas: Se recomienda a los pacientes que se mantengan alejados de actividades que puedan aumentar el riesgo de infección o lesión ocular, como nadar, utilizar jacuzzis o saunas y abstenerse de frotarse los ojos.

Protección para los ojos: Los médicos pueden recomendar el uso de gafas o protectores oculares para evitar lesiones y evitar frotarse los ojos, especialmente mientras duerme.

Mejora de la visión: En la mayoría de los casos, los pacientes experimentan una mejora de la visión unos días después de la cirugía. Sin embargo, pueden pasar varias semanas hasta que la visión se estabilice por completo.

En general, la recuperación de la cirugía de cataratas suele ser rápida y sencilla. No obstante, es fundamental observar precauciones específicas durante la fase de recuperación.

Sección 6

Aquí hay una lista de actividades que se deben evitar inmediatamente después de la cirugía de cataratas..

Aquí hay una lista de actividades que se deben evitar inmediatamente después de la cirugía de cataratas:

Evite tocarse o frotarse los ojos: Evite tocarse o frotarse los ojos, incluso si le resulta incómodo, ya que esto puede provocar irritación, infección o daño a la incisión en proceso de cicatrización.

No manejes: Es fundamental no conducir hasta casa después de la cirugía debido al posible deterioro de su visión y tiempo de reacción causado por la anestesia y los sedantes utilizados durante el procedimiento.

Evite doblar o levantar objetos pesados: Evite agacharse o levantar objetos pesados durante varios días después de la cirugía, ya que tales acciones pueden elevar la presión ocular y potencialmente provocar sangrado u otras complicaciones.

Abstenerse de actividades extenuantes: Manténgase alejado de actividades extenuantes como trotar, nadar y hacer ejercicio intenso durante varias semanas después de la cirugía, ya que estas actividades pueden aumentar la presión ocular y afectar el proceso de curación.

Sin maquillaje de ojos: Evite usar maquillaje en los ojos durante al menos una semana después de la cirugía para prevenir infecciones o irritaciones.

Proteja sus ojos del agua: Evite que su ojo se exponga al agua, como durante la ducha o la natación, durante al menos una semana después de la cirugía para reducir el riesgo de infección.

Asista a citas de seguimiento: Es fundamental asistir a todas las citas de seguimiento programadas con su oftalmólogo para asegurarse de que su ojo esté sanando correctamente y controlar posibles complicaciones.

Si sigue estas precauciones y cualquier orientación adicional proporcionada por su médico, puede contribuir a una recuperación exitosa después de la cirugía de cataratas. Seguir las instrucciones de cuidados postoperatorios de su médico es esencial para garantizar una curación adecuada y minimizar el riesgo de complicaciones.

Sección 7

¿Cuáles son los riesgos de la cirugía de cataratas?

La cirugía de cataratas generalmente se clasifica como un procedimiento menor y, a menudo, se realiza de forma ambulatoria. A diferencia de las cirugías mayores, no requiere anestesia general. En cambio, comúnmente se realiza con anestesia local para adormecer el ojo, lo que permite a los pacientes regresar a casa el mismo día. El proceso quirúrgico implica hacer una pequeña incisión en el ojo, quitar el cristalino nublado y reemplazarlo con un lente artificial. Por lo general, la cirugía es breve, dura menos de 30 minutos y se asocia con dolor e incomodidad mínimos. Si bien existen riesgos inherentes a cualquier procedimiento quirúrgico, la cirugía de cataratas se considera relativamente segura y muy eficaz, y cuenta con una alta tasa de éxito. En general, es un procedimiento rutinario y generalizado que mejora sustancialmente la visión y la calidad de vida del paciente.

No obstante, al igual que con todas las cirugías, existen riesgos y complicaciones potenciales relacionados con la cirugía de cataratas, que incluyen:

Infección: Existe un pequeño riesgo de infección después de la cirugía de cataratas y, si no se trata, puede provocar complicaciones graves.

Sangrado: Puede ocurrir algo de sangrado durante o después de la cirugía, lo que aumenta el riesgo de infección u otras complicaciones.

Hinchazón: Después de la cirugía puede producir hinchazón del ojo o de los tejidos circundantes, lo que puede afectar el proceso de curación.

Desprendimiento de retina: En casos raros, la cirugía de cataratas puede elevar el riesgo de desprendimiento de retina, una afección que puede provocar pérdida de visión.

Glaucoma: La cirugía de cataratas puede aumentar el riesgo de desarrollar glaucoma, una afección que daña el nervio óptico y puede provocar pérdida de la visión.

Pérdida de la visión: Aunque es poco común, la cirugía de cataratas puede, en algunos casos, provocar una pérdida permanente de la visión debido a complicaciones como infección o sangrado.

Es fundamental reconocer que ciertos riesgos, como la pérdida de la visión, son relativamente poco comunes a menos que la cirugía se realice en condiciones antihigiénicas o por un médico no capacitado y sin la medicación adecuada. Por lo tanto, es de suma importancia buscar un oftalmólogo altamente experimentado y entablar una discusión detallada sobre estos riesgos potenciales antes de tomar la decisión de someterse a una cirugía de cataratas. El oftalmólogo evaluará la salud general del paciente y la extensión de la catarata, adaptando el plan de tratamiento para minimizar la probabilidad de complicaciones.

Sección 8

¿Qué preguntarle a su médico antes de una cirugía de cataratas?

Antes de su cirugía de cataratas programada, es esencial entablar una conversación con su médico y buscar respuestas a cualquier pregunta que pueda tener. Aquí hay preguntas que puede plantearle a su médico como preparación para la cirugía de cataratas:

- ¿Qué tipo de cirugía de cataratas está prevista para mí y cuáles son las ventajas y desventajas de este procedimiento?

- ¿Cuáles son las posibles complicaciones asociadas con la cirugía de cataratas y cómo se manejan?

- ¿Qué debo anticipar en los períodos previos, durante y después de la cirugía?

- ¿Qué tipo de anestesia me administrarán y cómo me afectará?

- ¿Cuál es la duración estimada de la cirugía y cuándo puedo esperar que me den el alta?

- ¿Qué cuidados postoperatorios son necesarios y en cuánto tiempo mejorará mi visión?

- ¿Existe alguna limitación o precaución específica que deba tener en cuenta antes y después de la cirugía?

- ¿Puedo continuar con mis medicamentos actuales tanto antes como después de la cirugía, o se requiere algún ajuste?

- ¿Cuáles son los resultados esperados de la cirugía? ¿Se necesitarán tratamientos adicionales relacionados con la visión después?

- ¿Existe alguna consideración única basada en mi historial médico o condiciones existentes?

Es fundamental plantear cualquier pregunta o expresar inquietudes que pueda tener con respecto al procedimiento. Su médico está capacitado para brindarle explicaciones sobre el proceso y qué anticipar, lo que puede contribuir a una sensación de preparación y comodidad con la cirugía.

www.ingramcontent.com/pod-product-compliance
Lightning Source LLC
Chambersburg PA
CBHW070756260726
48660CB00007B/3158